W0056923

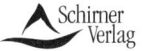

Das Buch

Das vorliegende Buch beschreibt – praktisch und leicht nachvoll-
ziehbar – die Arbeit mit den Chakren, vermittelt die wichtigsten
Interpretationsmöglichkeiten und stellt Übungen vor, die zum
Aufbau von neuen Chakren und der allgemeinen Stärkung des
Chakrensystems beitragen können. Es beinhaltet die Zuordnung
der Farben und der Mineralien und Steine nach dem erweiterten
Chakrenmodell.

Die Autorin

Stefanie Menzel, Jahrgang 1959, Mutter von vier Kindern, ist Do-
zentin, Autorin, Künstlerin, Coach und philosophisch-spirituelle
Lebensberaterin.
Sie widmet ihr ganzes Leben der Erforschung des spirituellen
Hintergrunds und dem Sinn der menschlichen Existenz.
Aus diesem Wissen und ihren Erfahrungen heraus, ergänzt um
ihre hellsichtigen Fähigkeiten, hat sie eine energetische Lebens-
philosophie, die Heilenergetik, und die sinnanalytische Auf-
stellungsarbeit entwickelt.
Wie in diesem Buch vermittelt sie auch in ihren Seminaren spiri-
tuelle und philosophische Inhalte auf sehr alltagstaugliche und
umsetzbare Art und Weise.
Für die menschliche Existenz ist es wichtig, nach langen Jahren
der Wissenschaftlichkeit zu einem neuen zusammenhängenden
spirituellen Erleben und damit zu konsequenter Eigenverantwor-
tung zu kommen. Und dies nicht nur in der Theorie, sondern in
einer alltagstauglichen und lebensunterstützenden Form. Spiritualität ist heute selbstbestimmt und nicht mehr abhängig von
spirituellen Meistern, jeder kann und sollte die eigene Spiritualität entdecken und erleben können und feststellen, wie wichtig
und beglückend es ist, auf diesem Weg zu einer individuellen
Ganzheit und Gesundheit zurückzufinden.

Stefanie Menzel

Chakra-Arbeit kompakt

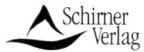

Schirner
Verlag

ISBN 978-3-89767-883-5

Stefanie Menzel
Chakra-Arbeit kompakt
© 2010 Schirner Verlag,
Darmstadt

Umschlag: Murat Karaçay
Redaktion & Satz:
Heike Wietelmann, Schirner
Printed by: Reyhani Druck &
Verlag, Germany

www.schirner.com

1. Auflage 2010

Alle Rechte der Verbreitung, auch durch Funk, Fernsehen und sons-
tige Kommunikationsmittel, fotomechanische oder vertonte Wie-
dergabe sowie des auszugsweisen Nachdrucks vorbehalten

Inhalt

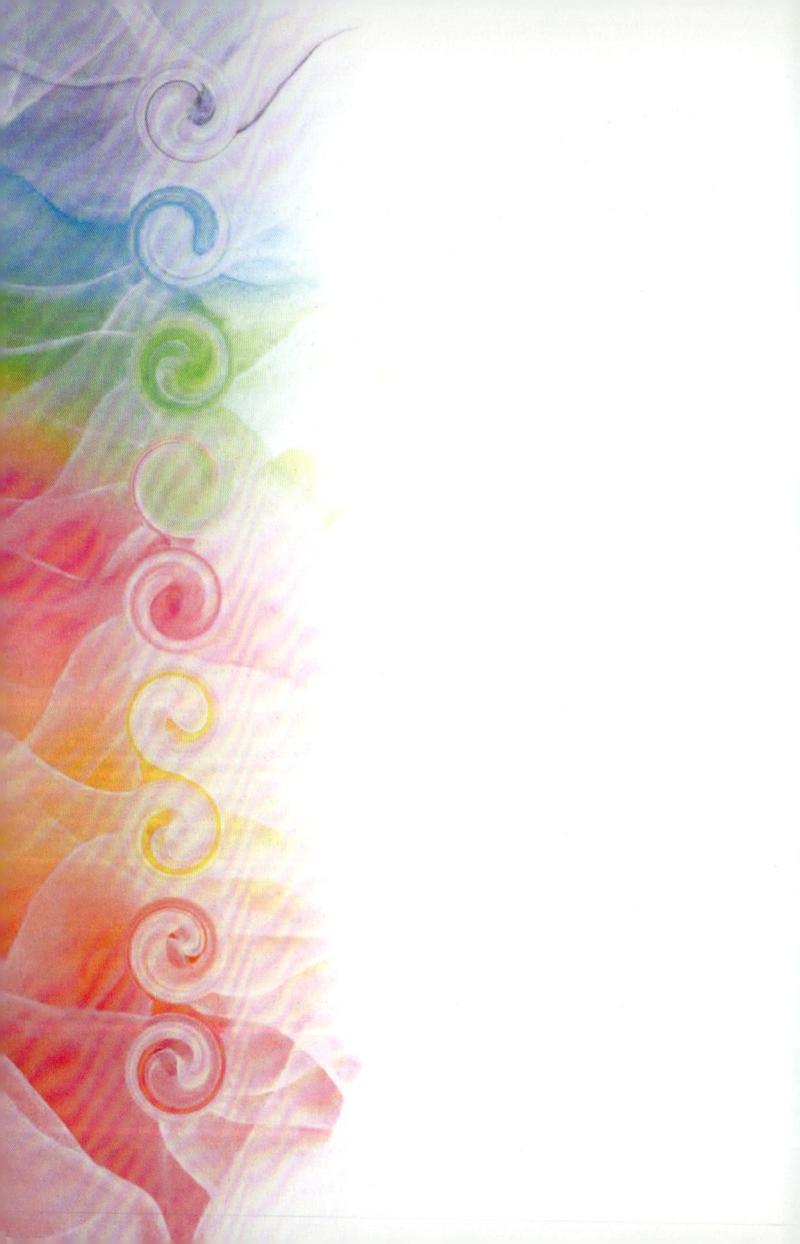

Einleitung

Chakren sind ein Teil der Aura des Menschen und nur durch hellsichtige Fähigkeiten wahrnehmbar. Das Wissen um die Chakren hat seinen Ursprung, wie alle anderen energetischen Grundkonzepte auch, in den Schriften des »Goldenen Zeitalters«, den Vedischen Schriften und den Upanishaden.

Die Chakren können Sie sich als Organe der Aura vorstellen, und ihre Erforschung bzw. die Beschäftigung mit ihnen ist ein Bestandteil der heilenergetischen Arbeit.

Das vorliegende Buch soll Ihnen einen Einstieg in die Arbeit mit den Chakren ermöglichen, ausgerichtet an den Entwicklungen und Bedürfnissen der westlichen Welt. Die Kenntnis der Chakren soll Ihnen die Möglichkeit der persönlichen Bewusstwerdung und Entwicklung geben.

Hierfür ist es sinnvoll, sich zunächst mit dem energetischen Menschenbild vertraut zu machen, auf dessen Grundlage die Heilenergetik beruht.

Das energetische Menschenbild

Die Bedeutung der Aura

Das menschliche Bewusstsein ist ein umfangreiches feinstoffliches Schwingungsgefüge, das den physischen Körper durchdringt und zugleich als Aura in Form eines mehrere Meter großen Energiefeldes umgibt.

Dieser physische, d.h. materielle Körper wird aus der langsamsten der Schwingungsfrequenzen gebildet und ist somit das Ergebnis der Informationen aus der geistigen, energetischen Ebene. Das Energiefeld (Aura) versorgt den Körper mit Lebensenergie und verleiht ihm seine individuelle Form.

Stellen Sie sich einen Bauplan für ein Gebäude vor. Es gab ursprünglich einen Architekten, der eine Idee hatte. Alles, was er in seinen Plan gezeichnet hat, wird später auf der Baustelle umgesetzt. Jeder Fehler und jede Genialität finden sich im fertigen Bauwerk wieder.

Übertragen auf das menschliche Leben ist die Seele der Architekt, der plant, welcher Raum wie und wo zu liegen kommt, wie die Ausstattung des Hauses werden soll und was es kosten darf. Er sucht den Bau-platz aus und die Qualität der Baumaterialien.

Die Aura ist der Bauplan, nach dem das Haus ge-schaffen wird. Alles, was im Plan angelegt ist, wird genau so im Körper umgesetzt. Auch alle Fehler des Bauplans werden realisiert.

Die Schwingungen der Aura sind es, die den materi-ellen Körper kraftvoll und gesund gestalten. Sind die energetischen Felder beeinträchtigt, ist in Folge auch der Körper nicht in seiner Kraft oder zeigt Krank-heitssymptome.

Die Aura und der materielle Körper sind miteinander verwoben und keiner kann ohne den anderen exis-tieren. Sobald das geistige Energiefeld den materiel-len Körper verlässt, verliert der Mensch sein Leben und alles, was sein Wesen und seine Persönlichkeit ausmacht. Der materielle Körper zerfällt in seine ur-sprünglichen Bauteile und wird in kurzer Zeit, durch die Vielzahl der Krankheitserreger im Körper, zu ei-ner Bedrohung für die Mitmenschen. Diese Erreger sind während des gesamten Lebens vorhanden, sie können jedoch nur dann aktiv werden, wenn das be-lebende energetische Feld sich zurückzieht oder Blo-ckaden aufweist.

Jeder Mensch ist also ein Wesen aus Energie.

Diese Energie schwingt als bzw. innerhalb der Aura in verschiedenen Umlaufbahnen und Geschwindigkeiten um Ihren Körper herum und durch Ihren Körper hindurch. Sie bildet ein Energiefeld, das Ihren Körper mit Leben und Bewusstsein versorgt und ihn mit seiner Umgebung, mit den Mitmenschen und mit den natürlichen Abläufen des Lebens verbindet. Die Kraft Ihrer Aura prägt auch Ihre Stellung im Leben, Ihre sozialen Kontakte, Ihren Erfolg im Beruf, Ihre Beziehung zu Geld, Ihr Ansehen, Ihren Einfluss, Ihre Macht, Ihre Ausstrahlung. Die Kraft Ihres Energiefeldes zeigt sich zudem in Ihrem Aussehen, im mehr oder weniger harmonischen Zusammenleben mit Ihrer Familie, in Ihrer Gesundheit, in Ihrem Verständnis für die Zusammenhänge und in dem, was Sie für den Sinn Ihres Lebens halten.

Anhand dieser diversen Kriterien in Ihrem Leben sowie der Gesundheit Ihres Körpers können sowohl die Kraft als auch die Blockaden und Störungen Ihres Energiefeldes eingeschätzt werden. Aus der Beschäftigung mit der gestaltenden Kraft der Energiefelder ergeben sich Möglichkeiten der Bearbeitung bzw. der

Behebung der Ursachen von auftretenden Störungen. Die logische Folge daraus ist, dass sich die Symptome von Krankheiten oder negativen Aspekten in Ihrem Leben ganz von selbst verändern.

Da jeder Mensch eine Wesenheit aus Körper und Aura ist, schwingt diese permanent mit den Energiefeldern der anderen Menschen ineinander d.h. kommuniziert mit ihnen. Die Felder durchdringen sich gegenseitig, sind an mehreren Stellen miteinander verbunden und agieren dabei miteinander.

Sie nehmen sich selbst und alle anderen Menschen immer über Ihr eigenes Energiefeld wahr. Sobald Sie einem anderen Menschen begegnen, schwingen bereits die beiderseitigen Auren ineinander. Hierdurch erhalten Sie schon sehr genaue und unverfälschte Informationen über das Wesen Ihres Gegenübers, die allerdings zunächst nur von Ihrem Unterbewusstsein aufgenommen werden. Ihre Aura nimmt das Wesen der Auren Ihrer Mitmenschen wahr und registriert Resonanzen zwischen Ihrem Energiefeld und denen der anderen.

Es gibt kein Leben ohne einen geistigen Bauplan. Löst sich der Bauplan auf, zerfällt die Materie in ihre Einzelteile, um sich nach einem neuen Bauplan neu zusammenfügen zu können.

Wir alle haben eine Aura und können mit den in diesem Buch gegebenen Informationen lernen, diese wahrzunehmen und so zu bearbeiten, dass wir mit allen Aspekten unseres Selbst und unserer Umgebung bewusst und in entspannter Harmonie gesund und glücklich leben können.

Die Aura als Sinnbild Ihres Bewusstsein

Ihre Aura ist Ihr Bewusstsein. Alles, was Sie sind oder was Ihnen begegnet, können Sie nur erleben, weil Sie ein Energiefeld besitzen. Dieses steht, wie gesagt, mit allen energetischen Feldern in ständiger Verbindung, wodurch letztlich Ihre Wahrnehmung entsteht. Sie können allerdings nur das in Ihrem Leben wahrnehmen, was bereits in Ihrer Aura gespeichert wurde. Das können Sie sich vorstellen wie bei einem Radiogerät. Die Sendeanstalt liefert Informationen in Wellenform, die Sie zu Hause mit einem Gerät, das diese Wellen auf einer bestimmten Frequenz empfangen kann, wahrnehmen. Wählen Sie die falsche Frequenz oder das falsche Gerät, gibt es keinen Empfang. Ihr Nachbar, der einen anderen Sender eingestellt hat, erhält andere Informationen als Sie.

Ihr Radiogerät empfängt also genau (oder nur) das, was auf einer bestimmten Frequenz in Ihrer bestimmten Technik gesendet wird.

Mit Ihrem Energiefeld verhält es sich ebenso. Ihr ganzes Leben hindurch haben Sie endlos viele Emotionen und Erfahrungen in ihm gespeichert. Andere Energiefelder regen durch ihre Schwingung diese Strukturen in Ihrem Feld an, und Sie gehen mit diesen in Resonanz. Sie haben energetische Wahrnehmungen, die sich in Form von verschiedensten Gefühlen bemerkbar machen.

Die Resonanzen der Aura machen Sie also zum Spielball energetischer Abläufe, solange Sie diese nicht erkennen und verstehen. Bei jeder Wahrnehmung, die Sie in der Aura gespeichert haben, werden Sie in Sorge, Angst, Trauer, Melancholie oder Wut versetzt. Jede Art von Emotion ist also eine Resonanz auf die Energie in Ihrer Umgebung.

Das Wissen über Existenz und Wirkungsweise der Energiefelder, wie es in der Heilenergetik vermittelt wird, steht jedem Menschen zur Verfügung. In früheren Zeiten war das Wissen um diese Energien für den Menschen selbstverständlich, auch wenn es ihm nicht bewusst war. Der moderne, wissenschaftlich orientierte Mensch hat sich von diesem ganzheitlichen Wahrnehmen wegentwickelt und ist zu einem Wesen geworden, das fast ausschließlich in den Bereichen der materiellen Welt beheimatet ist und die Existenz von Energiefeldern ignoriert.

Jetzt, im Bereich der Zeitenwende, hat er die Möglichkeit, durch wachsende Bewusstwerdung zu einer vollkommen neuen Qualität in seinem Leben zu gelangen.

Momentan entwickelt sich bei immer mehr Menschen die Fähigkeit zur Hellsichtigkeit. Vielen ist es bereits möglich, Dinge wahrzunehmen und eine gewisse Feinfühligkeit zu entwickeln, während anderen diese Welten im Augenblick noch verschlossen sind. Das wird sich in nächster Zukunft ändern. Durch ein sich steigerndes Bewusstsein werden sich neue Dimensionen eröffnen, und es wird möglich sein, über die eigene Aura die Auren der anderen Menschen in den verschiedensten Zeit- und Raumebenen wahrzunehmen. Dieses »Hellsehen« ist eine Art Interpretation von Informationen aus einer feinstofflichen Welt um uns herum.

Heute gelten Zahlen, Daten, Fakten und wissenschaftliche Erkenntnisse als einzige Möglichkeit der Lebensorientierung. Was hier nicht hineinpasst, wird als Zufall, Unfall oder wissenschaftlich noch nicht erforschter Sachverhalt eingestuft. Die Menschen bemühen sich, ihre »unterschwelligen oder unbewuss-ten« Empfindungen unter Kontrolle zu halten, um sich als rationaler Mensch darstellen zu können. Wer seine Empfindungen oder Wahrnehmungen beachtet und diese als Hilfe zur Orientierung nutzt, wird als weltfremd oder esoterisch bezeichnet.

Dabei stellt dies den Weg zu einem komplexen neu-en Bewusstsein dar. Es tun sich Welten auf, wenn Sie sich der energetischen Grundlagen bewusst werden und diese neuen Erkenntnisse mit denen der wissen-schaftlichen Erkenntnisse kombinieren.

Der Mensch ist ein wunderbares symbiotisches Ge-schöpf in einem genialen Spiel von Bewusstsein und Materie. Es ist faszinierend und wird Sie in einen tie-fen Glückszustand versetzen, wenn Sie diesen Zugang zum Leben für sich neu und bewusst entdecken.

Die Funktionsweise Ihrer Aura

Die Aura bildet ein Schwingungsfeld aus Erd- und kosmischer Energie, das in einem dreisekündlichem Rhythmus von Ihrem Herzzentrum zur Peripherie und zurück zum Herzzentrum schwingt. Sie kann einen Umfang von bis zu neun Metern in alle Richtungen haben, gemessen vom Herzmittelpunkt bis zur Peripherie.

Beim Durchschwingen des Energiefeldes vom Zentrum des Herzens zur Peripherie nimmt Ihre Aura energetisch einen Eindruck der Umgebung auf und speichert dies, ähnlich einem Foto, in Ihrem Energiefeld ab. So entwickelt sich im Laufe Ihres Lebens Ihre Aura zu einem riesigen Wissensspeicher.
Alle Erlebnisse, Erfahrungen und Begegnungen Ihres Lebens und die damit verbundenen Gefühle sind dort in Drei-Sekunden-Bildern aufgezeichnet.
Auf diese Weise ist in Ihrer Aura, wie in einem großen Buch, Ihr ganzes Leben enthalten.

Ist Ihr Energiefeld im Fluss, sind Sie mit Ihrer Umgebung im Einklang. Haben Sie mit Menschen Begegnungen, deren Feld anders schwingt als Ihr eigenes, bilden sich Strukturen in Ihrem Energiefeld, die einen Teil Ihrer fließenden Energie binden.

Dies ist ein grundlegender Vorgang des Menschseins, der Entwicklung ermöglicht und den Sie sehr bewusst zu Ihrer eigenen Entwicklung nutzen können.

Im Laufe Ihres Lebens haben Sie tagtäglich zahlreiche belastende, ärgerliche, Angst machende Erlebnisse, die sich permanent in Ihrer Aura abspeichern. Im Buch »Heilenergetik« habe ich diese Vorgänge ausführlich beschrieben.

Ereignisse, die Sie unter Druck setzen, durch die Sie sich wertlos oder vor anderen bloßgestellt fühlen, bei denen Sie sich schämen und am liebsten im Boden verkriechen würden, erzeugen in Ihnen ein Gefühl der Ohnmacht. In solchen Situationen bekommen Sie einen hochroten Kopf und es wird Ihnen übel. Sie haben einen Druck auf den Ohren, der die Geräusche Ihrer Umgebung dämpft und Sie sehen Ihr Umfeld wie durch eine milchig trübe Glasscheibe.

Dies ist die typische Wahrnehmung im Zustand der energetischen Ohnmacht. Ihre persönliche Integrität wird durch ein Ereignis oder eine Begegnung so stark angegriffen, dass Ihr Energiefeld zu einer Schutzmaß-nahme greifen muss, um Sie vor einem Zusammen-bruch zu bewahren. Dies führt zum Rückzug und zur Abschottung nach außen. Der starke Energieabfall wird dadurch vorübergehend gestoppt.

Um das belastende Ereignis nicht lebenslang Tag für Tag präsent haben zu müssen, kapselt die Aura das negative Erlebnis ab und verschließt es mitsamt den damit in Verbindung stehenden Energien in einer Struktur im Energiefeld.

Sich gleichende Situationen fügen sich zusammen und bilden mit der Zeit immer stärker werdende Ge-bilde, in denen mehr und mehr Energie gebunden ist. Diese gebundene Energie steht für die Gestaltung eines gesunden Körpers und einer erfolgreichen In-teraktion mit anderen nicht mehr zur Verfügung.
Durch solche Energieblockaden entstehen auf der materiellen Ebene Krankheiten, Unfälle, finanzielle Verluste, Streit, Mobbing usw.
Diese beschränkenden Erfahrungen sind nichts wei-ter als die äußere Resonanz im Außen auf die Blocka-de in Ihrem Energiefeld.

Die oben beschriebene Ohnmacht ist eine der vielen energetischen Blockaden und Strukturen, die sich im Laufe des Lebens in der Aura eines jeden Menschen bilden.

Weitere energetische Strukturen sind Ängste, Lügen, Dünkel-Selbstmitleid-Kombinationen sowie »Löcher« aus Pflicht-, Sorge- und Schuldgefühlen. In all diesen Strukturen ist ebenfalls die Energie eingekapselt, die mit bestimmten belastenden Ereignissen in Verbindung stehen. Auch bei diesen Strukturen gliedern sich im Laufe des Lebens nach und nach immer mehr gleichartige Ereignisse an und es wird freie Energie abgekapselt.

Sie können sich vorstellen, wie hoch die Energie sein kann, die in einer belastenden Situation präsent ist und »weggepackt« werden muss. Die Angst des Opfers einer Geiselnahme kann so hoch sein, dass nach der Befreiung eine jahrelange Therapie nötig ist, um dem Menschen wieder ein normales Leben zu ermöglichen. Eine Lüge kann durch Ausflüchte und verschleiernde Maßnahmen derart viel Energie binden, dass die einstmals vorhanden gewesene Leichtigkeit des Lebens völlig abhanden kommt.

Die Möglichkeiten der Heilenergetik können die herkömmlichen Therapien wesentlich erweitern, da direkt mit den Energieblockaden gearbeitet werden kann, ohne sich lange mit physischen oder psychischen Methoden aufhalten zu müssen.

Es brauchen jedoch nicht immer extrem schlimme Ereignisse zu sein, die große Mengen frei fließender Energie binden. Die strenge Mutter, die das Kind, den Heranwachsenden und später den erwachsenen Sohn gängelt und überwacht, kann die Ursache für eine Energieabkapselung sein, die nach und nach immer umfangreicher wird. Dies kann zu einer Psychose führen, in der die abgekapselte Energie eine Scheinwirklichkeit oder Traumwelt bildet, in die sich der Sohn flüchtet. Aus einer derartigen Situation kann sich in besonders gelagerten Fällen ein Energieausbruch entwickeln, der sich schlimmstenfalls in einem Amoklauf entlädt.

Meistens sind es die banalen Alltagssituationen, die sich – wenn sie gehäuft auftreten – in Form von energetischen Strukturen und Blockaden bemerkbar machen. Sie bilden sich bereits in den frühesten Jahren der Kindheit. Die Erfahrung des Babys nach der Geburt, wenn es plötzlich nicht mehr die Geborgenheit und Versorgtheit des Mutterleibes erfährt, sondern die Kälte und Einsamkeit des Lebens spürt, lässt eines der ersten Mangelgefühle entstehen. Es ist ein Gefühl des Alleinseins, der Ohnmacht, der nicht befriedigten Bedürfnisse, das die Notwendigkeit aufkommen lässt, für seine Ansprüche kämpfen, sich durch Schreien bemerkbar machen zu müssen.

Der neugeborene Mensch fühlt sich »aus dem Paradies« verstoßen, denn dort müsste er für die Befriedigung seiner Grundbedürfnisse nicht selbst einstehen. Schon zu diesem Zeitpunkt entwickelt sich eine Urangst, denn nicht gehört zu werden, erscheint für den Säugling als lebensbedrohlich. Eine der ersten Grunderfahrungen des Menschen ist dann, dass man durch Schreien Aufmerksamkeit erwecken kann, ohne wirklich Hunger zu haben.

Dies ist nur eine der Grundthematiken des menschlichen Lebens. Für das Neugeborene, das aus der Fülle des Universums kommt, entstehen aus diesen Erfahrungen die Spannungsfelder, die ihm seine Erfahrungen in der materiellen Welt ermöglichen. Diese Erfahrungen machen zu können, war die Ursache für die Entscheidung des Wesens, ein Erdenleben absolvieren zu wollen.

Jede Erfahrung, jede Begegnung, jedes Erlebnis bedingt energetische Wechselwirkungen. Die gestaltende Kraft des Energiefeldes kreiert die Erlebnisse aus den in der Aura vorhandenen Potenzialen. Die Erlebnisse selbst wirken wieder auf den Menschen zurück, der diese bewertet und seine Gefühle mit ihnen in Verbindung bringt. Die Erlebnisse werden mitsamt der damit zusammenhängenden Energie und der damit verbundenen Gefühle als Emotion abgekapselt und steht als »Stoff« für eventuelle ähnliche Ereignisse bereit. Somit findet ein immerwährender Kreislauf statt, der die Tendenz beinhaltet, die jeweiligen Erlebnisse und Emotionen zu verstärken.

Dieser Kreislauf bleibt so lange bestehen, bis eine Struktur Auswirkungen auf der materiellen Ebene hervorruft, die sich im gesundheitlichen, finanziellen oder sozialen Bereich bemerkbar machen kann. Ist das Problem erkannt, besteht die Möglichkeit, bewusst damit umzugehen oder an der Oberfläche in der Symptombehandlung steckenzubleiben. Werden die zugrunde liegenden energetischen Themen

nicht betrachtet, kann es nicht zur Heilung kommen.

Soweit einige grundlegende Informationen über die
Aura, die über zahlreiche Dimensionen, die sich in
verschiedenen Raum- und Zeitebenen eröffnen, verfügt. Je weiter sich die Persönlichkeit eines Menschen
zu seinem eigentliche Wesen hin entwickelt, über
desto mehr Kraft verfügt er in seinem Energiefeld
und umso bewusster wird er.
Einen für die menschliche Entwicklung wichtigen
Teil der Aura stellen die Chakren dar.

Die Chakren als Organe der Aura

»Chakra« bedeutet ursprünglich »Rad«. Tatsächlich sind Chakren radförmige Organe innerhalb der Aura, deren Zustand variiert und somit viel über den jeweiligen persönlichen emotionalen Zustand aussagt.

Die Chakren kann man sich als eine Art Energiewirbel vorstellen. Sie dienen als Empfangsstation, Transformator und Verteiler der verschiedenartigsten Energieformen. Über die Chakren werden andere Energiefelder wahrgenommen. Diese Wahrnehmungen äußern sich als Gefühle und in Folge darauf als Gedanken.

Wie bereits beschrieben, ist die Aura ein dynamisches Gebilde aus verschiedenen Energiefrequenzen. Diese ergeben sich durch das Ineinanderfließen von kosmischer und Erdenergie. Die kosmische Energie, auch als Yangenergie bekannt, fließt durch das Scheitelchakra ein und bildet mit der gegenfließenden Erdenergie, der Yinenergie, die durch das Basischakra einfließt, die Aura. Die Hauptachse der Aura wird auch als Kundalini bezeichnet und durchströmt und umfließt die Wirbelsäule.

Entlang der Wirbelsäule zieht sich die Kundalini, ein schlangenartiges Gebilde, das die von den Chakren zugeführte Energie im Organismus verteilt und gleichzeitig Ursprung der Chakren ist. Jedes Chakra versorgt einen bestimmten Bereich des Körpers mit Energie, worauf im Kapitel der Interpretation noch weiter eingegangen wird.

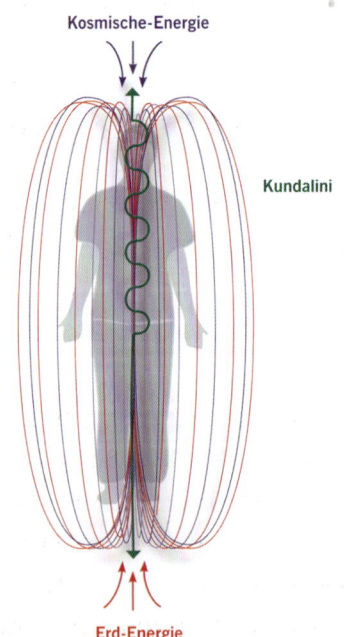

Durch das Durchdringen von Yin und Yang in der Kundalini entstehen in regelmäßigen Abständen Schwingungsknotenpunkte, die ihrerseits die jeweiligen Entstehungspunkte der Chakren darstellen. An diesen Punkten ergeben sich die rechtsdrehenden Verwirbelungen der Energien,

Die Kundalini als Hauptachse der Aura

die sich bei einem kräftigen Energiefeld von dort bis an den äußeren Grenzbereich der Aura ausdehnen. Diese Punkte stehen mit den Hormondrüsen des Körpers in Verbindung und geben dort die feinstofflich aufgenommenen Informationen an den Körper weiter oder vom Körper an die Umgebung ab. So wirken die Chakren als wichtige Organe des Energiesystems und bilden somit die Basis für die Grundfunktionen des menschlichen Lebens.

Dass man den Chakren verschieden Farben zuordnet, kann nur ein Versuch sein, einen materiellen Ausdruck für die feinstoffliche Ebene zu finden. Die Farben stellen, ähnlich der Darstellung von Engelwesen, nur eine Annäherung dar, in der übersinnlichen Wahrnehmung sind sie sehr licht, perlmuttartig und glitzernd.

Es gibt kein technisches Gerät, das die Chakrenenergie bildlich oder fotografisch darstellen kann. Es ist aber durchaus möglich, die Energie, die durch Emotionen in der Aura freigesetzt wird, darzustellen. Hierbei handelt es sich um elektromagnetische Schwingungsfelder, die mit den Lichtfrequenzen der Aura nicht zu vergleichen sind.

In der Entwicklungsgeschichte des Menschen hat es bezüglich der energetischen Zusammenhängen wichtige Veränderungen gegeben. Vor allem in den letzten 30 Jahren ist es in unserer Aura durch die allgemeine Beschleunigung aller im Universum vorhandenen energetischen Felder ebenfalls zu deutlich wahrnehmbaren Entwicklungen gekommen. Da es durch die Beschleunigung zu weiteren Schwingungsknoten im menschlichen Energiefeld gekommen ist, haben sich zu den bisher bestehenden sieben Chakren vier weitere hinzuentwickeln können.

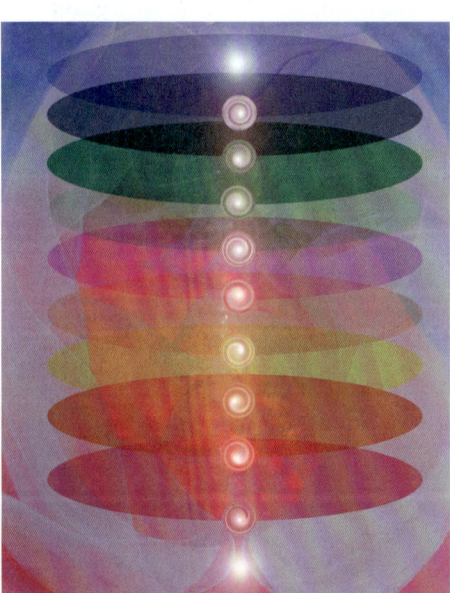

Die Chakren, die sich an der Vorderseite des Körpers befinden, sind auf den eigenen Körper ausgerichtet und geben Auskunft über Gefühle und vitale Zustände.

Die Chakren

Die an der Hinterseite liegenden Chakren orientieren sich an der Umgebung und geben Auskunft über die eigene Wirkung im Umfeld. Durch diese Unterscheidung in der Wahrnehmung ist uns die Möglichkeit gegeben, die Umgebung als unseren Spiegel zu erleben, wie im Buch »Mit der Welt in Resonanz« beschrieben.

Meist sind die Chakren nicht gleichzeitig nach vorne und hinten geöffnet. Anhand des Öffnungsgrades und der Kraft der Chakren können wir unsere eigenen Lebensthemen erkennen. Hierauf wird später näher eingegangen.

Mit der Veränderung der Energieverteilung in der Aura ist auch eine Veränderung der Menschen einhergegangen. Es gibt neue Lebensaspekte, die vorher noch nicht von Bedeutung waren.

Die Menschen, die in den letzten 30 Jahren geboren wurden, haben die Konstellation der neuen Chakren bereits mitgebracht. Mit den Auswirkungen dieser Veränderungen der Aura werden wir tagtäglich konfrontiert. Es sind in dieser Zeit Thematiken im sozialen Verhalten entstanden, die in früheren Epochen der Menschheit von Traditionen getragen wurden.

Es ist eine eindeutige Entwicklung hin zur individuellen Entfaltung zu beobachten. Zur Lebensorientierung dienen Maßstäbe wie die »innere Stimme« oder das »eigene Wesen«, wie später bei den Interpretationen noch beschrieben wird. Auch die Partnerwahl und die Orientierung bei der Ernährung sind von neuen Chakren bestimmt.

Kinder dieser Zeit haben mit den sich daraus ergebenden Veränderungen kein Problem. Sie leben wie selbstverständlich die neuen Qualitäten. Menschen, die von der körperlichen Ebene noch auf dem alten Entwicklungsstand sind, haben mehr oder weniger große Anpassungsschwierigkeiten. Die neuen Chakren sind bereits bei jedem von uns angelegt, der Körper hängt jedoch bis in die Zellstruktur in alten Gewohnheiten fest.

Diese neuen energetischen Qualitäten werden als Schnelllebigigkeit der Zeit wahrgenommen, als Egoismus der Menschen, als Überforderung durch die sich rasant entwickelnde Technik und durch eine Oberflächlichkeit, die »die gute alte Zeit« nicht kannte. Da galten als Orientierung Werte und Traditionen, die heute so gut wie nicht mehr zählen.

Die Kinder haben, wie gesagt, mit all diesen Veränderungen kein Problem, sie leben ihre Möglichkeiten aus. Die älteren Generationen können – da sie sich der Entwicklung der energetischen Ebene nicht bewusst sind – mit den unübersehbaren Veränderungen nicht umgehen. Es wird aus Hilflosigkeit versucht, die Kinder in eine überholte Norm einzupassen, und sei es mithilfe von Medikamenten. Dabei wäre die einzig richtige Möglichkeit, mit den Veränderungen umzugehen, dass sich die »alten Generationen« versuchen, an die neuen Gegebenheiten anzupassen. Wir können die Vorteile erkennen und unsere alten Gewohnheiten infrage stellen, wir können neue Erziehungs- und Schulmodelle entwickeln und bewusst Veränderungen anstreben, in denen wir die Neuerungen als Entwicklungspotenzial und nicht als Bedrohung empfinden.

Die Ein- und Ausgangsspunkte von Yang und Yin sind das Scheitel- und das Basischakra. Sie können stärker oder schwächer ausgeprägt sein, schließen sich aber auf jeden Fall erst im Moment des physischen Todes. Die Ausprägung und Stärke der anderen Chakren hängt mit dem Grundenergie-Haushalt der Aura zusammen. Auch die Chakrenöffnungen selbst können durch Strukturen blockiert sein, die sogar das Öffnen der Chakren verhindern.

Über Blockaden des Energiefeldes ist bereits im vorigen Kapitel berichtet worden. Je stärker die Aura durch Blockaden in ihrem Fluss beeinträchtigt wird, desto weniger Grundenergie steht für die Wahrnehmung zur Verfügung. Entsprechend reduziert ist dann auch das Bewusstsein. Nehmen Sie einmal an, die Aura sei ein riesiges Energiegefäß. Fällt in diesem Gefäß der Energiepegel unter 50 Prozent, schließen sich die Chakren. Steigt der Energiepegel, können sich die Chakren zunächst in zwei Richtungen öffnen. Ein Chakrentrich-

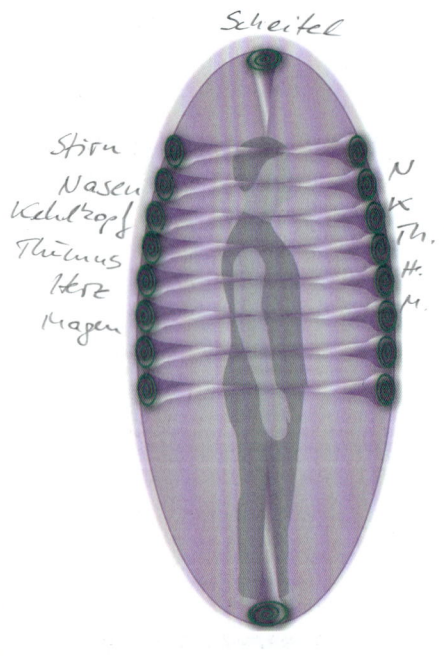

Die Aura mit jeweils vorne und hinten geöffneten Chakren

ter öffnet sich in der Aura nach vorne, ein weiterer nach hinten. Steigt die Kraft der Aura an, weil man sein Bewusstsein trainiert hat, können sich pro Chakrenebene bis zu 18 Chakrentrichter öffnen.

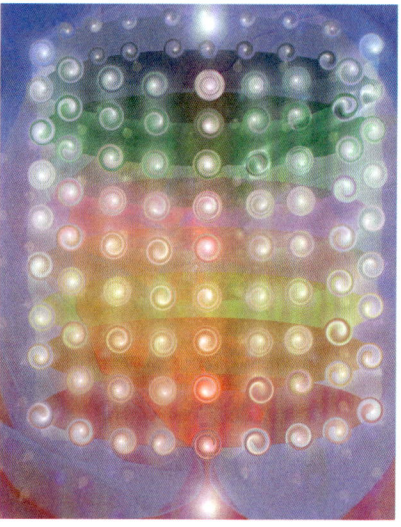

Jede der hinzukommenden Öffnungen sagt etwas über den

Pro Chakra können sich rundum in der Aura18 Öffnungen entwickeln.

Bewusstseinszustand und die Reife des einzelnen Menschen aus. Ist das Verhältnis der Chakren, die nach vorne bzw. hinten hin geöffnet sind, harmonisch, hat der Mensch kein Problem damit, sich im Alltag zwischen zwei Möglichkeiten, die er mit seinem Bewusstsein erkannt hat, zu entscheiden. Sein Weltbild ist sozusagen schwarz-weiß. Jede weitere Öffnung der Chakren erweitert seine Möglichkeiten, sich in der Welt zu orientieren.

In den in westlichen Ländern typischen Lebenssitu-
ationen sammeln wir über die Jahre hinweg energetische Strukturen, erleben das eigentliche Menschsein
jedoch als sehr eingeschränkt. Erst durch die Bearbeitung der Strukturen, das Lösen und schließlich das
Wieder-ins-Fließen-Bringen der Energie, können wir
zu bewussten Menschen reifen. Die Aura wird zuneh-
mend stärker und schafft die Grundlage für wachsende Kommunikation und wahre Liebe.

Die Entwicklung der Chakren und das Lösen von
Blockaden in der Aura sind die Basis für Ihre persönliche Entwicklung und Erkenntnis hin zu mehr
Bewusstsein und individueller Reife. Diese Prozesse
sind Bestandteile eines jeden Lebens bzw. führen
uns zur Erfüllung unseres individuellen Lebenssinns.
Andere Menschen können Ihnen Türen öffnen und
Möglichkeiten anbieten, aber wählen, entscheiden
und durch die entsprechende Tür hindurchgehen,
müssen Sie immer selbst.
So kann kein anderer Mensch Ihnen dabei helfen,
Ihre Energie zu erhöhen, wenn Sie dies selbst nicht
wollen. Auch Ihre Chakren können nicht »von außen« geöffnet werden. Wenn Ihre Energie durch die

Einwirkung eines anderen Menschen erhöht wird, fällt sie danach umso mehr wieder ab. Daher ist es immer wichtig, selbst die Kraft der Aura zu steigern. Damit geht eine Bewusstseinsentwicklung einher, die für die Entwicklung der Seele wichtig ist.

Freuen Sie sich über jedes Chakra, das geöffnet und belebt wurde, und genießen Sie die neue Kraft sowie die Weiterentwicklung Ihrer Persönlichkeit. Sie sollten niemals die Chakren bewusst schließen, wie an anderen Stellen gelegentlich empfohlen wird.
Das Schließen der Chakren hat zur Ursache, dass Sie Angst haben, dass Ihnen Energie abhanden kommt oder andere Menschen Sie beeinträchtigen könnten. Dies meist dann der Fall, wenn sich eine Angststruktur, also eine blockierende Struktur in Ihrer Aura befindet.

In der energetischen Arbeit der Heilenergetik schaut man zunächst, woher die Angst bzw. die ihr zugrunde liegenden Struktur, kommt und klärt daraufhin die Thematik.
Jeder Mensch, der einem begegnet, kommt letztlich auf uns zu, um die eigenen Erfahrungen zu berei-

chern. Sehen Sie Ihre Umgebung aus dieser Perspektive, dann freuen Sie sich über jeden Mitmenschen und seine Botschaft.

Wenn Sie sich mit der Entwicklung Ihrer Chakren beschäftigen und bereit sind, deren Bedeutung zu erkennen, erhalten Sie Zugang zu Ihrer Spiritualität und dem Sinn Ihres Lebens.

Wenn Sie sich der Fülle des Universums bewusst werden, haben Sie nie wieder das Gefühl, dass Ihnen etwas genommen werden kann. Schutz ist immer ein Mangel an Vertrauen und passt nicht in eine ernsthafte energetische Arbeit.

Jedes geöffnete Chakra verleiht Ihnen Ausstrahlung und Kraft, führt Sie in Ihrer persönlichen Entwicklung zu mehr Bewusstsein um die Zusammenhänge und zu mehr Vertrauen in Sie selbst und die Welt.

Warum sollten Sie sich eine solche Chancen nehmen lassen?

Die Arbeit mit den Chakren steigert Ihr Bewusstsein für das Leben und das Zusammenspiel von Körper und Geist. Auch wenn Sie an keinem der unter den Interpretationen aufgeführten körperlichen Symptomen leiden, kann es dennoch sein, dass Chakren in Ihrem Energiefeld geschlossen sind. Die Chakren sind nämlich nur ein geringer Teilaspekt des umfangreichen, sich in viele Dimensionen erstreckenden energetischen Feldes. Bei körperlichen Beschwerden sind die energetischen Lösungen sehr tiefgreifend und komplex.

Das Lösen von Blockaden ersetzt keine medizinische Beratung und ist nicht als unterstützende Maßnahme zu sehen. Bei akuten Erkrankungen sollten in jedem Fall den Rat eines Spezialisten hinzuziehen.

Übungen für die Entwicklung und Stärkung der Chakren

Die Arbeit mit den Chakren wirkt entspannend und klärend auf die gesamte Persönlichkeit. Die wichtigste Grundlage der Chakrenarbeit ist die Erhöhung und Stabilisierung der Energie in der Aura. Alle heilenergetische Arbeit nach Stefanie Menzel sollte Ihnen Freude bereiten und ein positives Gefühl vermitteln. Nur dann machen die Übungen Sinn und es kann Heilung auf allen Ebenen einsetzen.

Voraussetzung für eine gute Energieversorgung der Aura ist eine entspannte und tief in den Körper hineinwirkende Atmung. Der Atem baut das Energiefeld auf und gibt Kraft, damit sich die Chakren öffnen können.

Es wird empfohlen, durch die Nase ein- und durch den Mund auszuatmen und bei jedem Atemzug darauf zu achten, dass sich die Bauchdecke leicht anhebt. Sie spüren ein leichtes Kribbeln in Ihrem Körper und Sie fühlen sich entspannt.

Um die Kraft in Ihrem Energiefeld auf die Chakrenpunkte zu lenken und diese damit zu öffnen, empfehle ich, über einen längeren Zeitraum hinweg, täglich die folgende Meditation durchzuführen.

1. Gefäße füllen

- Setzen Sie Sich entspannt hin. Die Füße stehen fest auf dem Boden, die Hände liegen locker auf den Oberschenkeln.
- Atmen Sie durch die Nase ein und durch den Mund aus.
- Lassen Sie Ihren Atem fließen.
- Führen Sie für jedes Chakra das auf dem jeweils abgebildeten Foto dargestellte Mudra von eins bis elf in der Reihenfolge der Darstellung aus.
- Bei jedem Mudra schließen Sie Ihre Augen und stellen sich vor Ihrem inneren Auge ein Gefäß vor, das Sie mit einer beliebigen Flüssigkeit füllen. Die Größe des Gefäßes spielt keine Rolle, von Fingerhut bis Badewanne oder See.
- Wenn Sie das Gefäß gefüllt haben, öffnen Sie die Augen, spüren Sie in Ihren Körper hinein und achten Sie auf Ihre Gefühle und körperlichen Empfindungen.
- Machen Sie einige entspannte Atemzüge, ehe Sie sich dem nächsten Mudra zuwenden.
- Wenn Sie alle elf Gefäße in Ihrer Vorstellung gefüllt und damit die Chakren geöffnet haben, blei-

ben Sie entspannt sitzen, und lassen Sie Ihren Atem fließen.

• Spüren Sie Ihre Fülle an Energie und die Wirkung der nun geöffneten Chakren.

Die inneren Bilder sind aussagekräftige Hinweise auf Ihre Chakren. Ist ein Gefäß leicht zu füllen und kann es die Flüssigkeit gut halten, ist Ihr jeweiliges nach vorne und hinten gerichtetes Chakra geöffnet.

Ist es hingegen mühsam, eines der Gefäße zu füllen, ist dies ein Hinweis auf einen Energiemangel, und Sie können in den folgenden Interpretationen nachlesen, mit welchem Thema Sie sich zur Weiterentwicklung Ihrer Persönlichkeit befassen sollten.

Unterstützen Sie die Lösung der Thematik, indem Sie in der Meditation immer wieder liebevoll das Gefäß, das diesem Chakra zugeordnet ist, füllen. Ihrer Fantasie sind dabei keine Grenzen gesetzt. Nehmen Sie einen Gartenschlauch oder eine Gießkanne zuhilfe, flicken Sie das Gefäß, damit es dicht ist, gießen Sie immer mehr Flüssigkeit nach, bis es stabil dasteht und ganz gefüllt ist.

Nach einiger Zeit wird es Ihnen sicher leichter fallen, die Flüssigkeitsmenge in den Gefäßen konstant zu halten.

Spüren Sie nach der Meditation in Ihren Körper hinein, und bekommen Sie ein Gefühl dafür, wie die Verbindung von Körper und Aura belebt wird und wie kräftigend diese Übungen wirken.

Manche Menschen macht diese Übung rastlos, weil sie es noch nicht gewohnt sind, mit sich im Einklang zu sein. Mit etwas Übung kann man dann im Körper auch ein leichtes Kribbeln verspüren und eine ausgeprägte Ruhe und Entspannung wahrnehmen.

2. Farbmeditation

• Betrachten Sie entspannt aber intensiv die in diesem Buch abgedruckten farbigen Bilder. Die Farben und die Formen wirken anregend auf Ihre Chakrenpunkte und sorgen dafür, diese problemlos in einen geöffneten Zustand zu bringen.

• Das speziell für diese Übung von mir entwickelte Chakrenkartenset* kann durch die zu den Cha-

* Stefanie Menzel: Mit Chakren deine Seele öffnen. 58 Karten mit Booklet. ISBN 978-3-89767-381-6

kren entwickelten Sätze beim Öffnen und Bewusstwerden des entsprechenden Themas behilflich sein.

- Eine entspannende Atemtechnik, die gewährleistet, dass Ihr Körper ausreichend mit Sauerstoff versorgt wird, ist auch bei dieser Farbmeditation wichtig.

3. Aufbauende Chakrenmeditation

- Nehmen Sie sich für die folgende Übung mindestens eine halbe Stunde Zeit. Schaffen Sie sich einen Raum der Ruhe und Erholung, schalten Sie das Telefon ab, lüften Sie den Raum gut durch, und schaffen Sie eine gemütliche Atmosphäre, indem Sie z.B. ein paar Kerzen anzünden.
- Setzen Sie sich entspannt hin, und lassen Sie, wie schon beschrieben, Ihren Atem fließen.
- Richten Sie Ihr Bewusstsein auf die Mitte Ihres Herzens. Dort befindet sich eine Art Raumschiff, das Sie besteigen und mit dem Sie jetzt eine Reise durch die Energie- und Farbenwelt der Chakren genießen können. Die Reise beginnt nun, indem Sie sich auf Ihr Basischakra konzentrieren.

- An dieser Stelle strömt die rote Erdenergie in Ihre Aura ein. Durch ihre kraftvolle, warme Schwingung fühlen Sie sich verbunden mit Ihrem menschlichen Ursprung. Alles, was Sie mit anderen Menschen verbindet, fließt als Information durch das Basischakra in Ihre Aura. Genießen Sie nun das kraftvolle und intensive Rot, das Sie belebt und mit Energie erfüllt.

- Atmen Sie kräftig das rote farbige Licht ein, und genießen Sie die Fülle.

- Lassen Sie sich nun von dieser Energie weitertragen, und gelangen Sie zum Sexuschakra. Dieses Chakra strahlt in Pink und gibt Ihnen die Energie, die Ihnen dabei hilft, Ihre Sexualität erfüllt zu leben. Sie fühlen sich wohl in Ihrem Körper, genießen Ihre sexuelle Ausstrahlung und wirken auf andere Menschen sympathisch. Genießen Sie das intensive Pink und die Wärme und Aktivität, die von ihm ausgeht.

- Atmen Sie kraftvoll das pinkfarbene Licht ein, und genießen Sie die Fülle.

- Das nun folgende Nabelchakra sorgt mit seiner orangefarbenen Schwingung dafür, dass Ihre Verdauungsorgane optimal arbeiten und die Beweglichkeit Ihrer unteren Gliedmassen gewährleistet bleibt. Sie stehen kraftvoll im Leben und kennen Ihren Weg. Die orange Farbe hüllt Sie in Wärme und Licht und trägt Sie weiter zum Solarplexuschakra.

- Atmen Sie kraftvoll das orangefarbene Licht ein, und genießen Sie die Fülle.

- Das Solarplexuschakra mit seiner gelben Farbe zeigt, wie sehr Sie von sich selbst überzeugt sind, und wie weit andere Menschen Ihnen etwas zutrauen. Wenn es optimal arbeitet, kennen Sie Ihre Fähigkeiten und Ihren Mut, wagen sich an neue Dinge heran und wissen, was Sie sich zutrauen können. Sie erleben das Leben als Herausforderung.

- Atmen Sie kraftvoll das gelbfarbene Licht ein, und genießen Sie die Fülle.

- Nun werden Sie weitergetragen zum apricotfarbenen Magenchakra. Das angenehme Licht hüllt Sie ein, und wenn Sie mit ihm in Verbindung stehen, wissen Sie immer genau, was Ihnen guttut. Ihr Körper bekommt genau die Nahrungsmittel und die Eindrücke, die er braucht. Sie sind sicher in Ihrer Wahl und genießen die Verbundenheit und Einheit mit Ihrem Körper.

- Atmen Sie kraftvoll das apricotfarbene Licht ein, und genießen Sie die Fülle.
- Das rosa Herzchakra sagt Ihnen etwas darüber, ob Sie sich selbst lieben und annehmen und sich von anderen Menschen geliebt fühlen. Wenn es sich gut anfühlt, ist dies genau das Leben, das Sie für sich gewählt haben. Alles ist für Sie immer genau richtig, Sie vertrauen auf die Zusammen-hänge und genießen den Fluss des Lebens.
- Atmen Sie kraftvoll das rosafarbene Licht ein, und genießen Sie die Fülle.
- Das Herzchakra verbindet sich mit seinem rosa Farbton mit dem Rosa-Grün des Thymuscha-kras. Dieses Chakra hilft Ihnen dabei, Ihre inne-re Stimme wahrzunehmen und Ihr Leben dem-entsprechend auszurichten. Das Thymuschakra hilft Ihnen, Ihre eigenen Maßstäbe zu setzen und selbstverständlich nach ihnen zu leben.
- Atmen Sie kraftvoll das rosa-grünfarbene Licht ein, und genießen Sie die Fülle.
- Es geht weiter zum Kehlkopfchakra, das in Blau und Grün leuchtet. Dieses Chakra zeigt Ihnen, wie kommunikativ Sie sind, und zwar mit sich selbst und Ihrer Umgebung. Kommunikation ist

ein wichtiger Aspekt für Ihre Entwicklung und Offenheit eine Grundvorrausetzung für Wachstum. Genießen Sie das kühle Blaugrün, und lassen Sie sich weitertragen zum grünen Nasenchakra.

- Atmen Sie kraftvoll das blaugrünfarbene Licht ein, und genießen Sie die Fülle.

- Das Nasenchakra bringt Ihr individuelles Wesen zum Ausdruck. Leben Sie dieses Wesen aus, dann wollen Sie sich selbst erkennen und Ihren ganz speziellen Platz auf dieser Welt einnehmen. Genießen Sie Ihren individuellen Ausdruck und die entspannende und aufbauende Wirkung des grünen Lichts.

- Atmen Sie kraftvoll das grünfarbene Licht ein, und genießen Sie die Fülle.

- Das violette Stirnchakra gibt Ihnen die nötige Orientierung, als Mensch in Zeit und Raum zu leben. Das bedeutet, dass Sie immer genau zur rechten Zeit am rechten Ort sind. Genießen Sie die violette Farbe und die lichtvolle Intensität.

- Atmen Sie kraftvoll das violettfarbene Licht ein, und genießen Sie die Fülle.

- Jetzt erreichen Sie das blaue Scheitelchakra. Dies lässt die kosmische Energie in Ihre Aura einströmen, die – zusammen mit der Erdenergie – das energetische Wunderwerk Ihrer Aura entstehen lässt. Das blaue Licht verbindet Sie mit dem Kosmos und allem Wissen des höheren Bewusstseins. Entspannen Sie in der Welt des blauen Lichts, und genießen Sie die Weite und Unendlichkeit.

- Atmen Sie kraftvoll das blaufarbene Licht ein, und genießen Sie die Fülle.
- Wandern Sie jetzt entspannt zur Mitte Ihres Herzens zurück, verlassen Sie dort Ihr Raumschiff, und kommen Sie mit Ihrem Bewusstsein ins Hier und Jetzt zurück.

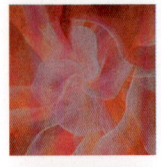 Basis

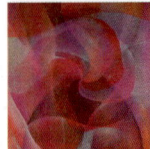 Sexus

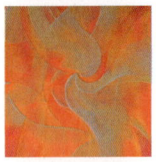 Nabel

 Solarplexus

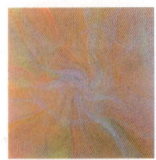 Magen

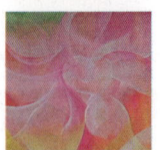 Herz

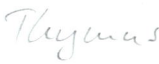 *Thymus*

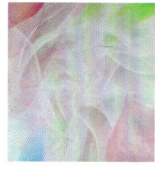

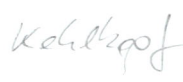 *Kehlkopf*

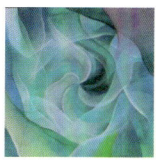

Interpretation der Chakren

Mithilfe der nun folgenden Beschreibungen der einzelnen Chakren wird es Ihnen möglich sein herauszufinden, wo Ihre jeweiligen Stärken und Schwächen liegen.

Die jeweiligen Übungen können Ihnen dabei helfen, gezielt mit den Chakren zu arbeiten und das jeweils damit verbundene Thema oder Problem positiv zu beeinflussen.

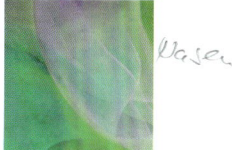 *Wasser*

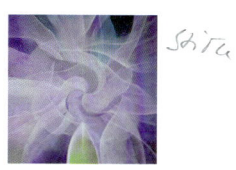 *Sattva*

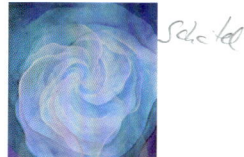 *Schild*

Das Basischakra

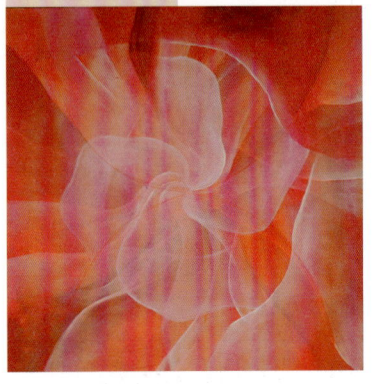

Das Basischakra verbindet Sie mit der Erdenergie, es ist quasi die Eintrittspforte für diese. An dieser Stelle ist die Aura verbunden mit allen Schwingungen des Erdenergiefeldes, nimmt diese auf und lässt sie in die Aura einströmen. Dieses Chakra schließt sich erst, wenn der Körper stirbt.

Wenn Blockaden in diesem Chakra bestehen, kann der Zufluss an Erdenergie geschwächt sein.

Dies wirkt sich dann darin aus, dass Ihre Lebensenergie deutlich reduziert ist und es an Bereitschaft fehlt, sich praktischen Themen des Alltags zu öffnen.

Zuordnungen:

Thema:	Verbindung zur Erde
Farbe:	Rot
Baum:	Tanne
Steine:	Epidot/Turmalin/Jaspis
Sternzeichen:	Widder/Stier
Planet:	Mars
Blüten:	Iris

Mudra:

Legen Sie Ihre lockeren Fäuste, Daumen außen, in die Leisten.

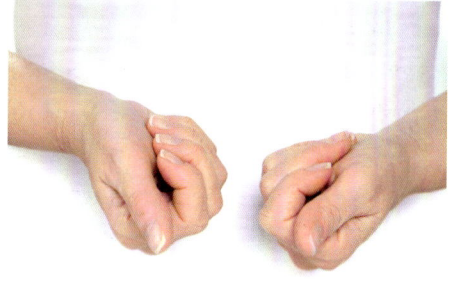

Affirmation:
Ich öffne mich für die Energie der Erde
und danke für die Verbindung.

Das Sexuschakra

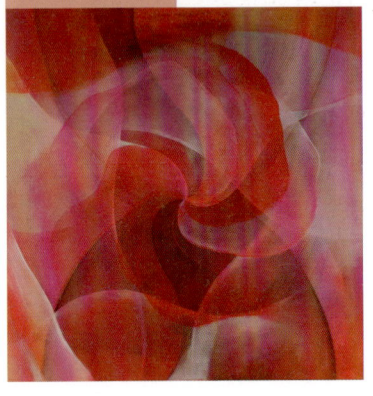

Das Sexuschakra ist eines der neu hinzugekommenen Chakren. An dieser Stelle ist die Steuerung und Orientierung der Partnerwahl zu finden. Die Partnerwahl hat in den vergangenen 15 Jahren eine vollkommen neue Qualität bekommen. Während in früheren Zeiten die Auswahl nach traditionellen Werten erfolgte und für ein ganzes Leben galt, ist die heutige Auswahl an individuellen Bedürfnissen orientiert. Die Partnerschaft soll Glück und Liebe bringen, Erfüllung und Harmonie. Der Partner soll vor allem als Spiegel der eigenen Persönlichkeit dienen, und aufgrund der jeweiligen Weiterentwicklung ist die Partnerschaft daher oft zeitlich begrenzt.

Auf der körperlichen Ebene können bei Blockierung des Sexuschakras folgende Symptome auftreten: Pilzinfektionen im Genitalbereich, Entzündungen, Ekel, Blasenprobleme, Erektionsprobleme oder Frigidität.

1. Vorne geöffnet

Ist das Sexuschakra nach vorne geöffnet, haben Sie keine Probleme mit Ihrer Sexualität. Sie haben eine erotische Ausstrahlung und genießen Ihren Körper.

2. Vorne geschlossen

Ist das Sexuschakra vorne geschlossen, ist Ihre Beziehung zu Ihrem Körper gestört. Sie lehnen Ihre Sexualität ab und haben eine hohe Moral.

3. Hinten geöffnet

Ist Ihr Sexuschakra hinten geöffnet, haben Sie kein Problem mit der Partnerwahl. Sie haben den richtigen Partner oder finden diesen sehr leicht.

4. Hinten geschlossen

Ist Ihr Sexuschakra hinten geschlossen, finden Sie keinen Partner oder die »falschen« Partner sprechen Sie an.

5. Vorne und hinten geöffnet

Sind die Chakren vorne und hinten geöffnet, haben Sie eine entspannte Sexualität, Sie haben Freude an Ihrem Körper und sind zeugungsfähig.

6. Vorne und hinten geschlossen

Sind beide Chakren geschlossen, haben Sie sexuelle Schwierigkeiten und finden oder haben keinen Partner. Sie mögen Ihren eigenen Körper nicht, mögen keine Berührung und können sich nicht auf den Partner einlassen. Sie erkennen nicht den Spiegel in Ihrem Partner.

Zuordnungen:

Thema:	Partnerschaft
Farbe:	Pink
Baum:	Nussbäume
Steine:	Granat/Rubin
Sternzeichen:	Zwillinge
Planet:	Merkur
Blüten:	Lavendel
Hormondrüsen:	Hoden, Eierstöcke
Haupthormone:	Östrogene, Progesteron, Androsteron, Testosteron

Mudra:

Nehmen Sie die Handhaltung aus der vorigen Mudra ein, und strecken Sie an beiden Händen den Ring- und kleinen Finger gerade heraus. Lassen Sie die Hände in den Leisten liegen.

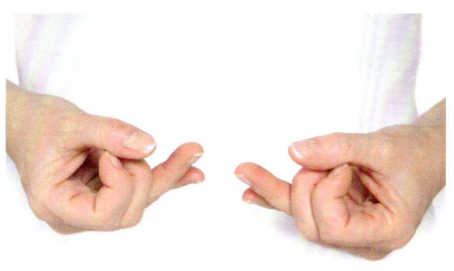

Affirmation:
Ich liebe meine Sexualität und meinen Körper.

Das Nabelchakra

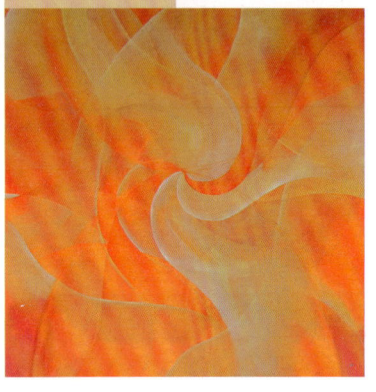

Das Nabelchakra sagt Ihnen etwas über Ihre Stabilität im Leben aus. Sind Ihre Körperfunktionen kräftig und gesund, stehen Sie sicher im Leben?

Bei Blockaden des Nabelchakras kann es körperlich auf vielen Ebenen zu Störungen kommen. Es können sowohl der Darm und die Verdauung als auch der gesamte untere Bewegungsmechanismus betroffen sein.
Alle Störungen und Verletzungen an den Beinen und den Füßen sowie sämtliche Beeinträchtigungen in der Bewegung sind ein Hinweis darauf, dass die Energie im Nabelchakra nicht fließen kann.

1. Vorne geöffnet

Alle Ihre vitalen Funktionen sind in Ordnung. Ihre Beine sind unverletzt und gesund, die Durchblutung funktioniert. Sie bewegen sich gerne und sicher. Ihre Verdauungsorgane arbeiten optimal und Sie fühlen sich wohl.

2. Vorne geschlossen

Ihre Beweglichkeit und/oder Ihre Verdauung ist gestört. Leisten, Bänder sowie die Innenseiten der Knie oder der Knöchel sind verletzt oder beeinträchtigt. Sie kränkeln sehr oft und leiden an Verstopfung oder anderen Erkrankungen des Darms. Ihr allgemeines Befinden ist schlecht, und Sie wirken schwach und ohne Elan.

3. Hinten geöffnet

Sie sind selbstsicher, haben keine Ängste und verfügen über Mut und Zivilcourage.

4. Hinten geschlossen

Sie haben Ängste. Alles, was Ihnen im Leben begegnet, kann Ihnen Angst machen. Ihre Grundlebenseinstellung ist daher Vorsicht, Misstrauen und Skepsis.

Der Ischiasnerv sowie die Außenseiten der Knie und der Knöchel können beeinträchtigt sein.

Sie fühlen sich oft bedroht, haben eine gesteigerte Herzfrequenz, werden schnell rot oder blass und fühlen sich im Leben insgesamt unsicher und ohne festen Stand.

5. Vorne und hinten geöffnet

Sie sind voller Vitalität und habe keine Ängste. Der Bewegungsmechanismus ist gesund und sicher. Ihr Darm ist voll leistungsfähig und funktioniert problemlos.

6. Vorne und hinten geschlossen

Die Energieversorgung Ihrer Beine ist schlecht, Sie haben kalte Füße und Beine und neigen daher zu Verletzungen. Weitere Symptome sind Burn-out-Syndrom, Ängste, Schlappheit, O-Beine. Pilzinfektionen, Rückenschmerzen, Ischiasprobleme etc.

Affirmation:
Ich bin vital und gesund

Zuordnungen:

Thema:	Beweglichkeit (auch geistig), Verdauung, Vitalität
Farbe:	Orange
Baum:	Eiche
Steine:	Carneol
Sternzeichen:	Krebs
Planet:	Mond
Blüten:	Lilie
Hormondrüsen:	Nebenniere, Dünndarm-schleimhaut
Haupthormone:	Adrenalin, Noradrenalin, Sekretin, Aldosteron, Kortison

Mudra:

Legen Sie beide Hände mit den Handinnenflächen nach oben locker ineinander. Die Hände ruhen im Schoß.

Das Solarplexuschakra

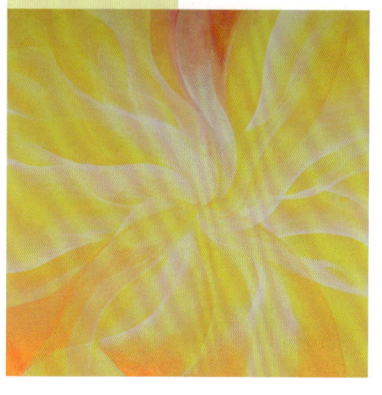

Dieses Chakra sagt Ihnen, wie stark Ihr Selbstvertrauen ausgeprägt ist. Ist das vordere Chakra geöffnet, fühlen Sie sich stark in Ihrem Zutrauen zu den eigenen Fähigkeiten. Sie sind sich Ihrer Kraft bewusst und wissen, wie Sie die Dinge in die Welt bringen können. Auch Einschränkungen halten Sie von Ihrem Vorhaben nicht ab. Ist das hintere Chakra geöffnet, haben die Menschen in Ihrer Umgebung Vertrauen in Sie. Sie spüren, dass Sie Ihren Aufgaben gewachsen sind und Ihr Wort halten.

Ist das Solarplexuschakra blockiert, kann es zu folgenden Körpersymptomen kommen: Störungen der Leber und der Galle, Empfindlichkeit oder Krankheit des Dünndarms, Bauchfellentzündung, Bruch.

1. Vorne geöffnet

Ist das Solarplexuschakra vorne geöffnet, vertrauen Sie sich selbst und können sich gut einschätzen. Sie trauen sich im Leben etwas zu.

2. Vorne geschlossen

Ist das Solarplexuschakra vorne geschlossen, haben Sie kein Selbstvertrauen und trauen sich nichts zu. Sie sind vollkommen überfordert, wenn an Sie eine Anforderung gestellt wird. Sie sind verschlossen und übernehmen nicht gerne neue Aufgaben.

3. Hinten geöffnet

Ist Ihr Solarplexuschakra hinten geöffnet, trauen Ihnen andere Menschen etwas zu und vertrauen Ihnen.

4. Hinten geschlossen

Ist das Solarplexuschakra hinten geschlossen, haben andere Menschen kein Zutrauen und auch Sie selbst trauen sich nicht zu, die an Sie gestellten Anforderungen erfüllen zu können.

5. Vorne und hinten geöffnet

Sind beide Chakren offen, ist Ihr Selbstvertrauen bestens und Ihre Umwelt traut Ihnen etwas zu. Man kann auf Sie zählen. Sie sind zuverlässig und verlässlich. Sie wissen Ihre eigene Kraft gut einzuschätzen.

6. Vorne und hinten geschlossen

Sind beide Chakren geschlossen, trauen Sie sich selbst nichts zu, und auch Ihre Umgebung hält nichts von Ihren Qualitäten.

Sie haben Misstrauen sich selbst gegenüber, und wenn Sie Aufgaben angehen, kann es zu Problemen kommen oder es funktioniert nicht. Sie haben kein Vertrauen in sich selbst und die eigene Kraft.

Zuordnungen:

Thema:	Selbstvertrauen
Farbe:	Gelb
Baum:	Palme
Steine:	Citrin/gelbe Jade/gelber Achat
Sternzeichen:	Löwe
Planet:	Sonne
Blüten:	Sonnenblume
Hormondrüsen:	Bauchspeicheldrüse, endokrines System der Bauchspeicheldrüse
Haupthormone:	Insulin, Glukagon

Mudra:

Daumen und Mittelfinger berühren sich an den Fingerspitzen. Lassen Sie die Hände auf den Oberschenkeln ruhen.

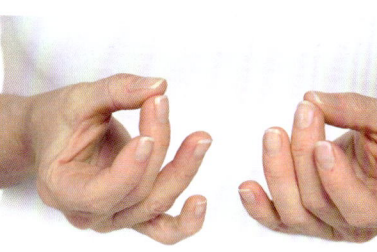

Affirmation:
Ich bin in meiner Kraft.

Das Magenchakra

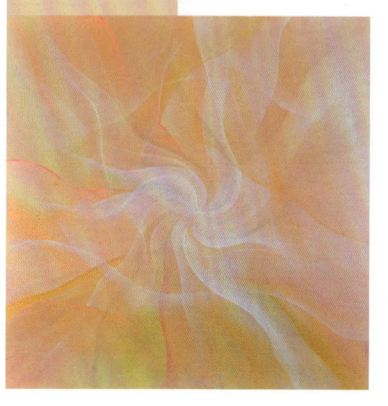

Das Magenchakra gehört ebenfalls zu den neu hinzugekommenen Chaken. In den letzten Jahren ist es immer wichtiger geworden, genau zu wissen, welche Nahrung aber auch welche Umwelteindrücke Ihnen bzw. Ihrem Wachstum zuträglich sind. Hier hat das Magenchakra eine wichtige Aufgabe. Es dient der Orientierung und Unterstützung bei der Wahl. Das Festhalten an alten Traditionen hilft Ihnen in Zukunft nicht mehr weiter. Alle Reglements bezüglich der Ernährung scheinen überholt. Was für Sie genau richtig ist, können nur Sie selbst in jeden Moment neu entscheiden. Manchmal braucht der Körper Dinge, die er Ihnen durch seine Lust genau signalisiert. Daher sollten Sie lernen, auf ihn zu hören.

Ist das Magenchakra blockiert, kann es zu Störungen aller Art in der Bauchspeicheldrüse, der Milz und dem Magen kommen. Übelkeit, Überempfindlichkeit, Erbrechen, Ekel, Müdigkeit, Appetitlosigkeit und Krämpfe können hier die Symptome sein.

1. Vorne geöffnet

Ist Ihr Magenchakra vorne geöffnet, wissen Sie genau, welche Nahrungsmittel für Sie richtig sind. Sie ernähren sich bewusst und sind in Ihrer Kraft.

2. Vorne geschlossen

Ist Ihr Magenchakra vorne geschlossen, orientieren Sie sich bei der Auswahl der Nahrungsmittel an Traditionen, Diäten oder dogmatischen Ernährungsrichtlinien.

3. Hinten geöffnet

Ist Ihr Magenchakra hinten geöffnet, sind Sie frei von Bewertungen und können alle Eindrücke und Fremdschwingungen gut integrieren.

4. Hinten geschlossen

Ist Ihr hinteres Magenchakra geschlossen, haben Sie Allergien und halten sich an Diäten. Sie haben kein Vertrauen in Ihren Körper. Das Leben wirkt bedrohlich.

5. Vorne und hinten geöffnet

Sind beide Chakren geöffnet, wissen Sie genau, was Ihnen guttut. Sie leben voller Elan und gesund, ohne jede Einschränkung.

6. Vorne und hinten geschlossen

Sind beide Chakren geschlossen, haben Sie vor allen fremden Einflüssen bzw. der Umwelt Angst. Sie reduzieren Ihre Bedürfnisse und leben im Mangel. Sie folgen fremden Glaubenssätzen.

Affirmation:
Ich integriere, was ich zu meinem
Wachstum brauche.

Zuordnungen:

Thema:	Ich lebe meine Lebenslust.
Farbe:	Apricot
Baum:	Kastanie
Steine:	Feuerachat/Feuerkarneol
Sternzeichen:	Jungfrau
Planet:	Merkur
Blüten:	Goldrute
Hormondrüsen:	Magenschleimhaut, exokrine System der Bauchspeicheldrüse
Haupthormone:	Somatostatin, Glukagon

Mudra:

Daumen, Mittelfinger und Ringfinger berühren sich in den Fingerspitzen. Lassen Sie die Hände auf den Oberschenkeln ruhen.

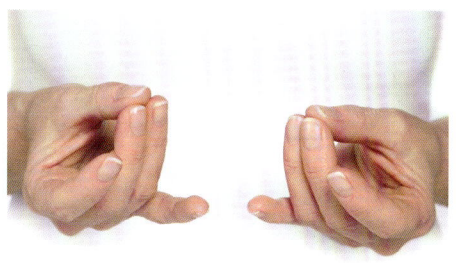

Das Herzchakra

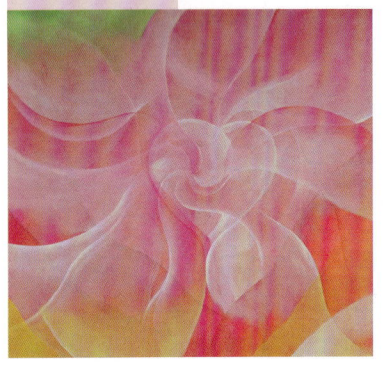

Das Herzchakra stellt das Zentrum des Chakrensystems dar. Sämtliche Regungen, Gefühle und Körperwahrnehmungen werden ab dem Moment der Zeugung durch das Herzchakra geleitet. Hier ist der Sitz des Urvertrauens und der Selbstannahme.

Ist das Herzchakra blockiert, kann es zu den unterschiedlichsten Symptomatiken auf allen körperlichen Ebenen kommen.

1. Vorne geöffnet
Ist Ihr vorderes Herzchakra geöffnet, sind Sie mit sich in Einklang. Sie kennen und lieben sich selbst.

2. Vorne geschlossen

Ist Ihr vorderes Herzchakra geschlossen, sind Sie sich selbst fremd und haben feste Vorurteile über sich selbst und Ihr Leben. Sie lehnen sich selbst ab und sind unzufrieden.

3. Hinten geöffnet

Ist Ihr hinteres Herzchakra geöffnet, fühlen Sie sich von anderen Menschen anerkannt und geliebt. Sie spüren eine vertraute Verbindung zu anderen und sind ohne Argwohn.

4. Hinten geschlossen

Ist Ihr hinteres Herzchakra geschlossen, fühlen Sie sich ungeliebt und fremd in Ihrer Umgebung. Sie strahlen das Ungeliebtsein aus, sind argwöhnisch, haben kein Vertrauen und pflegen gegenüber Ihrer Umgebung feste Vorurteile.

5. Vorne und hinten geöffnet

Ist Ihr Herzchakra vorne und hinten geöffnet, sind Sie ein herzlicher Mensch, der überall gerne gesehen ist. Sie strahlen Offenheit und Verbindlichkeit aus, und man ist gerne in Ihrer Umgebung.

6. Vorne und hinten geschlossen

Ist das Herzchakra vorne und hinten geschlossen, sind alle anderen Chakren unterversorgt. Sie lieben sich selbst nicht und fühlen sich fremd in der Welt. Sie zweifeln, sind skeptisch und haben kein Vertrauen. Leider nimmt man die eigene Situation nicht wahr und fühlt sich als Opfer. Sie sind mit sich und der Welt unzufrieden.

Zuordnungen:

Thema:	Ich bearbeite mein Seelenthema.
Farbe:	Rosa
Baum:	Esche
Steine:	Rhodonit/Diamant/Rosenquarz
Sternzeichen:	Waage
Planet:	Venus
Blüten:	Rose
Hormondrüsen:	Herzohren
Haupthormon:	atriales natriuretisches Peptid (ANP)

Mudra:

Halten Sie die geöffneten Handflächen auf Herzhöhe vor Ihre Brust. Die Fingerspitzen berühren sich dabei nicht, und die Handinnenflächen zeigen zum Körper.

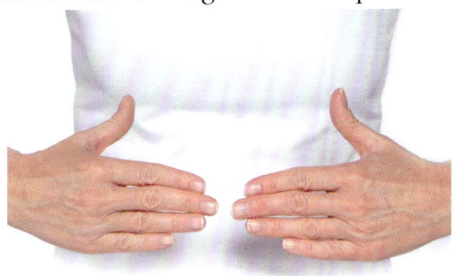

Affirmation:
Ich öffne mein Herz mit dem
Dank für den Atem.

Das Thymuschakra

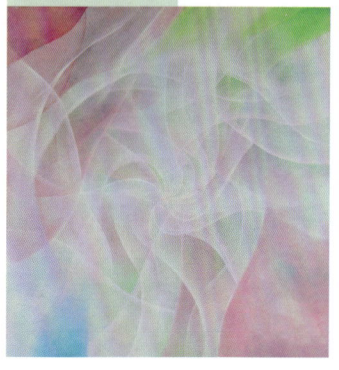

Das Thymuschakra gehört ebenfalls zu den Chakren, die sich neu entwickelt haben. Die Thematik der »inneren Stimme« bringt in unsere Umgebung ein neues Seinsgefühl. Wenn Sie es schaffen, sich anhand Ihrer inneren Stimme im Leben zu orientieren, haben Sie auch in Zukunft einen sicheren Stand. Nur durch diese innere Stimme wissen Sie genau, was in jedem Moment für Sie richtig ist.

Auch hier gilt, wie bereits beim Nasenchakra erwähnt, dass alte Traditionen, die schon Jahrhunderte lang zur Lebensorientierung dienten, nicht mehr gültig sind. In Zukunft können Sie sich im Leben ausschließlich an sich selbst und Ihrer inneren Stimme orientieren.

Blockaden des Thymuschakras sind auf der körperlichen Ebene erkennbar an sämtlichen Erkrankungen der oberen Atemwege sowie an Blockaden der Brustwirbelsäule.

1. Vorne geöffnet

Ist das Thymuschakra vorne geöffnet, sind Sie sich bewusst, dass Sie eine innere Stimme haben. Sie wissen genau was für Sie richtig ist, auch wenn alle anderen einer anderen Meinung sind.

2. Vorne geschlossen

Ist Ihr Thymuschakra vorne geschlossen, ist Ihnen Ihre innere Stimme nicht bewusst. Sie sind orientierungslos und richten Ihr Leben nach anderen Menschen oder nach Moral und Dogma aus.

3. Hinten geöffnet

Ist Ihr Thymuschakra hinten geöffnet, sind Ihnen die Zusammenhänge in Ihrem Leben die Verbindung mit anderen Menschen klar. Die innere Stimme führt Sie wie ein sicherer Kompass durch das Leben, und Sie erkennen die Spiegel in Ihrer Umgebung.

4. Hinten geschlossen

Ist das Thymuschakra hinten geschlossen, übernehmen Sie keine Verantwortung für Ihr Handeln. Sie
erkennen nicht die Zusammenhänge in Ihrem Leben
und machen andere dafür verantwortlich.

5. Vorne und hinten geöffnet

Sind beide Chakren geöffnet, ist Ihre innere Stimme
die wichtigste Orientierung, und Sie erkennen die
Zusammenhänge in Ihrem Leben, was Sie zu Eigen-
verantwortung befähigt.

6. Vorne und hinten geschlossen

Sind beide Chakren geschlossen, lehnen Sie die Verantwortung für Ihr Handeln ab und hadern mit Ihrem Schicksal.

Zuordnungen:

Thema:	Ich höre auf meine innere Stimme.
Farbe:	Rosa-Grün
Baum:	Ölbaum
Steine:	Türkis/Opal
Sternzeichen:	Skorpion
Planet:	Mars/Pluto
Blüten:	Geranie
Hormondrüsen:	Thymusdrüse
Haupthormone:	Thymosin, Thymopoetin

Mudra:

Formen Sie beide Hände zu einem Schüsselchen, und halten Sie dies vor Ihre Brust.

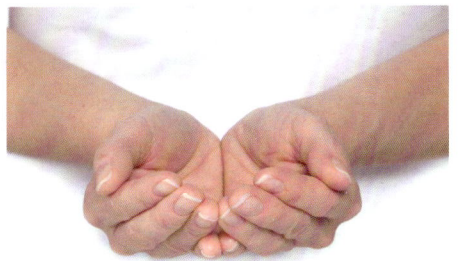

Affirmation:
Meine innere Stimme dient der
Orientierung in meinem Leben.

Das Kehlkopfchakra

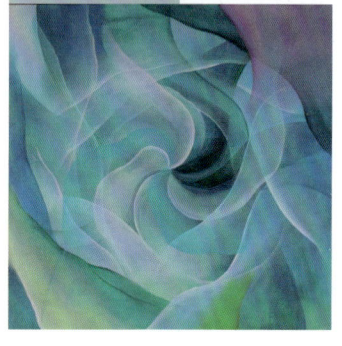

Die Thematik des Kehlkopf-chakra ist die Kommunikati-on. Sind Sie mit sich selbst im Gespräch und können Sie sich anderen Menschen mitteilen? Oder sind Sie eher zurückhaltend und ru-hig?

Blockaden des Kehlkopfchakras können sich in di-versen körperlichen Symptomatiken ausdrücken. Der bekannte »Frosch« oder »Kloß« im Hals ist ebenso ein-deutig wie Störungen der Schilddrüse oder chronische Halsentzündungen, Halsschmerzen, eine Blockade der oberen Halswirbel oder Schluckbeschwerden.

1. Vorne geöffnet

Ist das Kehlkopfchakra vorne geöffnet, sind Sie innerlich mit sich im Gespräch. Sie setzen sich mit sich selbst auseinander. Sie können über Ihre Bedürfnisse und Gefühle kommunizieren.

2. Vorne geschlossen

Ist Ihr Kehlkopfchakra vorne geschlossen, sind Sie nicht mit sich selbst in Kontakt. Sie sind ungern allein und brauchen Zuwendung von außen.

3. Hinten geöffnet

Ist Ihr Kehlkopfchakra hinten geöffnet, fallen Ihnen Gespräche mit anderen Menschen leicht. Smalltalk und Unterhaltung, auch in großen Gruppen, ist für Sie kein Problem.

4. Hinten geschlossen

Ist das Kehlkopfchakra hinten geschlossen, sind Sie ein eher verschlossener Mensch. Sie reden nicht gerne und sind vor allem in Gruppen eher schweigsam.

5. Vorne und hinten geöffnet

Sind die beiden Chakren geöffnet, sind Sie als offener Mensch immer und überall gerne gesehen. (Wichtig ist hier die Kombination mit einem geöffneten Solarplexuschakra, s.o.)

6. Vorne und hinten geschlossen

Sind beide Chakren geschlossen, ist Einsamkeit ein großes Problem für Sie.

Sie kennen sich selbst nicht und können nicht mit anderen Menschen kommunizieren.

Sie treten in alle möglichen Fettnäpfchen.

Sie sind spleenig, Workaholic, Eigenbrötler, Tüftler.

Sie sind gehetzt, ungern allein aber auch nicht wirklich gerne unter Menschen.

Zuordnungen:

Thema:	meine Kommunikation
Farbe:	Blaugrün
Baum:	Linde
Steine:	Fluorit/Labradorit
Sternzeichen:	Schütze
Planet:	Jupiter
Blüten:	Löwenzahn
Hormondrüsen:	Schilddrüse
Haupthormone:	Thyroxin/Triiodthyronin

Mudra:

Legen Sie beide Handflächen mit ausgestreckten Fingern aneinander und halten Sie Ihre Hände so in Brust- oder Kehlkopfhöhe.

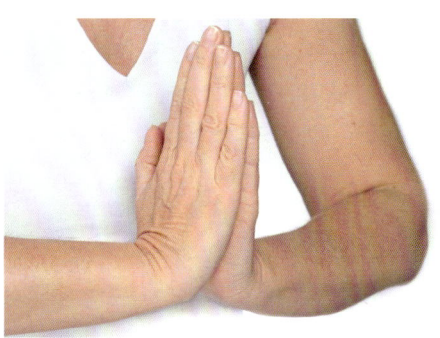

Affirmation:
Ich bin immer und überall gerne gesehen.

Das Nasenchakra

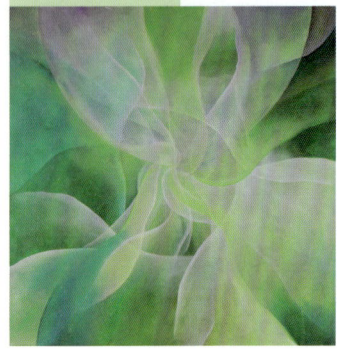

Auch das Nasenchakra gehört zu denen, die sich neu hinzuentwickelt haben.

Es sagt etwas darüber aus, ob Sie Ihr Wesen leben und Ihren Sinn im Leben erfüllen.

In früheren Zeiten war diese Fähigkeit für die meisten Menschen unwichtig. Man erfüllte seine zwischenmenschlichen Pflichten und Aufgaben und ordnete die eigenen Bedürfnisse unter.

Körperliche Symptome bei blockierten Nasenchakren äußern sich in sämtlichen Krankheitsbildern des Nasen- und Ohrenbereichs, wie zum Beispiel Nebenhöhlenentzündungen, Schwerhörigkeit und Mittelohrentzündungen.

1. Vorne geöffnet

Ist das Nasenchakra vorne geöffnet, sind Sie imstande, Ihr Wesen durchzusetzen.

Sie nehmen die Veränderungen der äußeren Umstände an und entwickeln sich gerne und spontan so, wie es sich für Sie richtig anfühlt.

2. Vorne geschlossen

Ist Ihr Nasenchakra vorne geschlossen, leben Sie Ihr Wesen nicht bzw. Ihnen ist nicht einmal bewusst, dass es so etwas wie ein Wesen gibt.

Sie kommen nicht zum Zuge und empfinden es als sehr anstrengend zu leben.

Sie werden oft übersehen.

Sie wollen sich nicht verändern.

Sie mögen Ihren eigenen Geruch nicht.

3. Hinten geöffnet

Ist Ihr Nasenchakra hinten geöffnet, entsprechen Ihre Umgebung und die Umstände, in denen Sie leben, Ihrem Wesen.

Sie fühlen sich in Ihrer Umgebung wohl und sowohl Beruf als auch der Freundeskreis passen zu Ihnen.

4. Hinten geschlossen

Ist das Nasenchakra hinten geschlossen, fühlen Sie sich in Ihrer Umgebung falsch am Platz. Die Dinge und die Umstände »stinken« Ihnen. Ihr Job und Ihre Freunde passen nicht, Sie fühlen sich dort, wo Sie sind, unwohl.

5. Vorne und Hinten geöffnet

Sind beide Chakren geöffnet, entsprechen die Umgebung und die Umstände, in denen Sie leben, voll und ganz Ihrem Charakter. Sie fühlen sich wohl und nehmen Veränderungen gerne an.

6. Vorne und hinten geschlossen

Sind beide Chakren geschlossen, haben Sie kein Gespür für Ihr Wesen. Sie fühlen sich unwohl und erleben die Welt als unveränderbar und schicksalshaft.

Affirmation:
Ich weiß, dass Alles, so wie es ist
für mich genau richtig ist.

Zuordnungen:

Thema:	Ich lebe meinem Wesen gemäß.
Farbe:	Grün
Baum:	Pappel
Steine:	Smaragd/Jade/Aventurin
Sternzeichen:	Steinbock
Planet:	Saturn
Blüten:	Stiefmütterchen
Hormondrüsen:	Zirbeldrüse
Haupthormone:	Adiuretin, Oxytocin, Melatonin

Mudra:

Legen Sie Ihre Handflächen hintereinander, sodass die Daumenspitzen einander berühren. Die Fingerspitzen liegen am jeweils anderen Handgelenk.

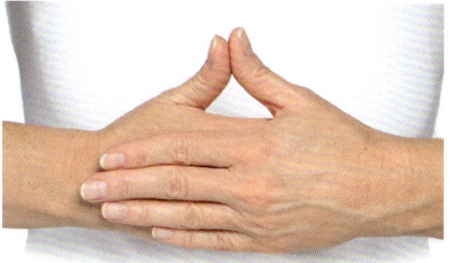

Das Stirnchakra

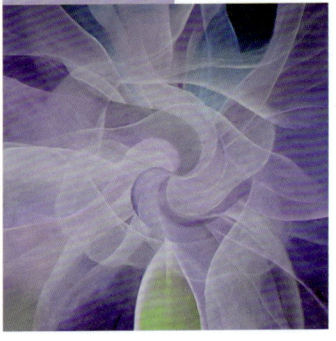

Sie sind als Mensch ein Wesen in Zeit und Raum. In der zwischenmenschlichen Beziehung ist diese Orientierung überlebensnotwendig. Die Auswirkungen spürt man erst, wenn diese Orientierung fehlt. Man weiß nicht wo man hingehört oder hat immer das Gefühl, im »falschen Film« zu sein.

Das Stirnchakra dient Ihrer Orientierung in Zeit und Raum.

Sind die Stirnchakren geschlossen, kann es auf der körperlichen Ebene zu Symptomen wie Beschwerden mit den Augen, Fehlsichtigkeiten, aber auch zu Kopfschmerzen kommen.

1. Vorne geöffnet

Bei geöffnetem vorderem Chakra haben Sie kein Problem damit, sich in der Zeit zu orientieren. Sie haben eine gute Zeitwahrnehmung und sind pünktlich. Ihren Tagesplan erfüllen Sie locker und ohne Stress.

Die Zukunft steht Ihnen offen, und Sie haben viele Ideen, wie Sie Ihr Leben in der Zukunft gestalten könnten.

2. Vorne geschlossen

Ist das vordere Chakra geschlossen, haben Sie keinerlei Zeitgefühl und sind meist unpünktlich. Sie kommen zu spät, zu früh oder verpassen Termine ganz. Die Zukunft macht Ihnen Angst, und Sie wollen sich mit ihr nicht beschäftigen.

3. Hinten geöffnet

Ist Ihr hinteres Stirnchakra geöffnet, können Sie aus den Erfahrungen der Vergangenheit lernen.

Sie erkennen, dass die Erlebnisse der Vergangenheit Ihr jetziges Leben mitgestaltet haben.

Sie können die Vergangenheit in Ihr Leben integrieren und liebevoll loslassen.

4. Hinten geschlossen

Ist Ihr hinteres Stirnchakra geschlossen, haben Sie keine Orientierung im Raum.

Ohne (oder oft sogar mit) Landkarte sind Sie hilflos. Sie wissen nicht, wo Sie sind und wo Sie hinwollen. In fremder Umgebung fehlt Ihnen jede Orientierung.

Sie wollen mit Ihrer Vergangenheit nicht konfrontiert werden und sehen sie als unnötigen Ballast.

5. Vorne und hinten geöffnet

Sind beide Chakren geöffnet, können Sie sich an den Möglichkeiten und Chancen der Veränderungen in Ihrem Leben orientieren. Sie erkunden neue Räume und sind neugierig auf das Leben in allen Zusammenhängen.

6. Vorne und hinten geschlossen

Sind beide Chakren geschlossen, leiden Sie an einem Verlust von Lebensfreude.

Sie sind orientierungslos in Zeit und Raum, kommen immer zur falschen Zeit und verfahren oder verlaufen sich bei jeder Gelegenheit.

Das Leben macht Ihnen in allen Aspekten Angst. Die

Vergangenheit ist bedrohlich und die Zukunft kann Ihrer Meinung nach nur schlecht werden.

Zuordnungen:

Thema:	Meine Orientierung in Zeit und Raum
Farbe:	Violett
Baum:	Obstbäume
Steine:	Amethyst
Sternzeichen:	Wassermann
Planet:	Uranus/Saturn
Blüten:	Orchidee
Hormondrüsen:	Hypophysenvorderlappen
Haupthormone:	Endorphine, Prolaktin, Somatotropin

Mudra:

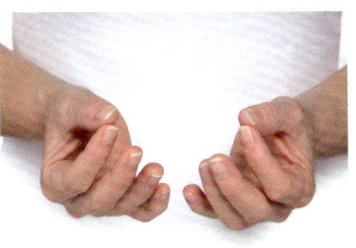

Daumen und Mittelfinger berühren sich an den Fingerspitzen. Lassen Sie die Hände auf den Oberschenkeln ruhen.

Affirmation: Ich bin im Hier und Jetzt.

Das Scheitelchakra

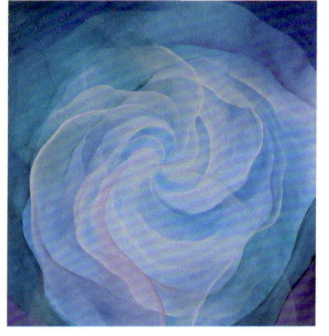

Das Scheitelchakra ist Eintrittspforte für die kosmische Energie. Hier ist die Aura verbunden mit allen kosmischen Schwingungen, nimmt diese auf und lässt sie in die Aura einströmen. Dieses Chakra schließt sich, wenn der Körper stirbt.

Es können Blockaden in diesem Chakra liegen und der Zufluss an kosmischer Energie kann schwach sein.

Die Auswirkungen sind eine deutlich spürbar reduzierte Lebensenergie, Sinnlosigkeit im Leben und fehlende Bereitschaft, sich spirituellen Themen zu öffnen.

Affirmation:
Ich öffne mich für die kosmische Energie
und danke für die Verbindung.

Zuordnungen:

Thema:	Meine Offenheit für spirituelle Themen
Farbe:	Blau
Baum:	Weide
Steine:	Bergkristall/Aquamarin/Mondstein
Sternzeichen:	Fische
Planet:	Neptun/Jupiter
Blüten:	Krokus
Hormondrüse:	Hypophysenhinterlappen
Hormon:	speichert und verteilt Hormone, die im Hypothalamus gebildet werden

Mudra:

Legen Sie die Hände mit den Handflächen nach oben offen auf Ihre Oberschenkel.

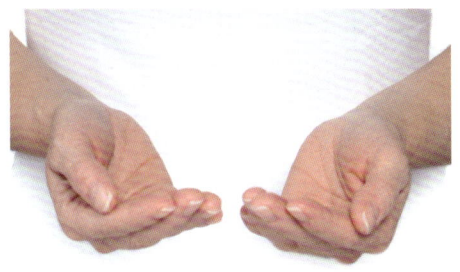

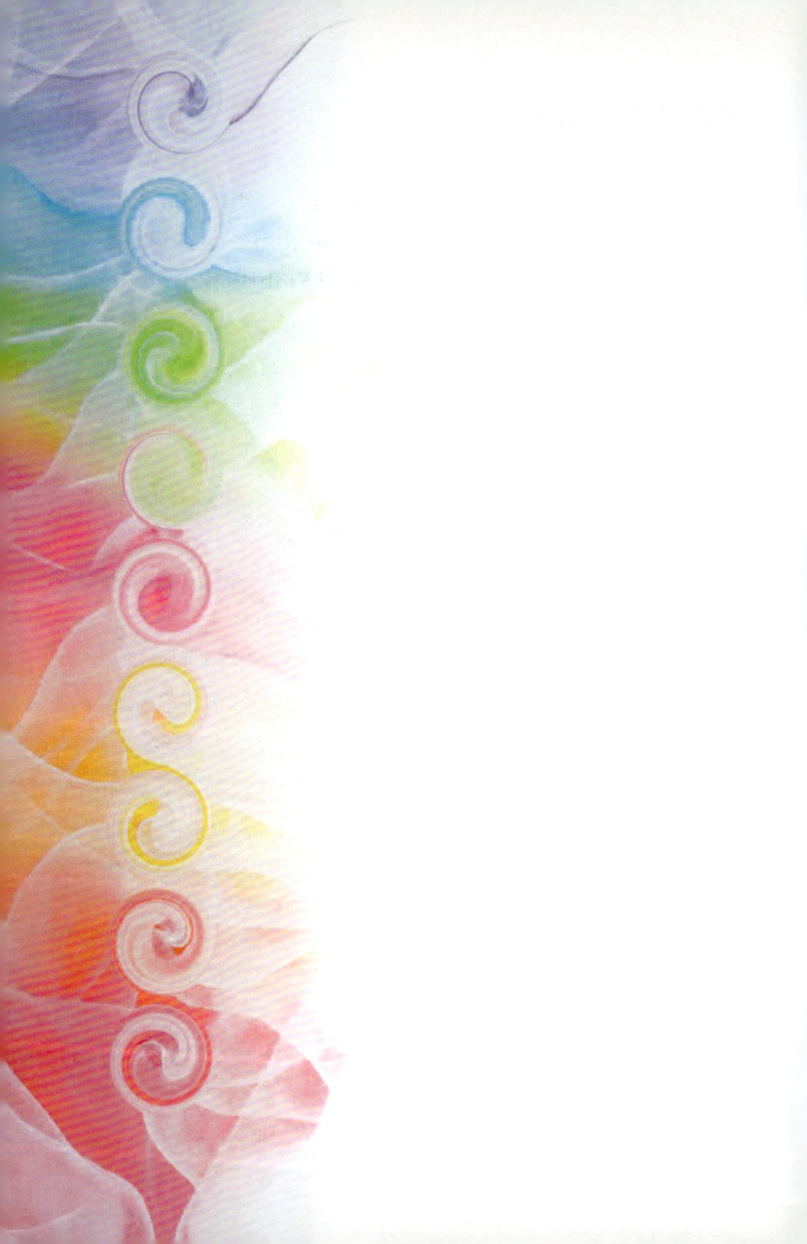

Abschließend

Die Arbeit mit den Chakren ist eine sehr bewusste und heilsame Erkenntnisarbeit. Sie dient der Selbsterkenntnis und der Kräftigung und Stabilisierung der Aura. Wenn Sie sich dieser Arbeit widmen, werden Sie zu mehr Ausstrahlung und Selbstbewusstsein, zu mehr Vertrauen und Gesundheit und zu mehr Präsenz und Entscheidungsfähigkeit gelangen.

Ich widme mich dieser Arbeit bereits seit über 12 Jahren und biete sie als Bestandteil meiner Seminare zur Ausbildung zum Heilenergetiker an. Genau wie die Fähigkeit, hellsichtig zu werden, ist auch die Chakren-arbeit zur Entwicklung des eigenen Wesens gedacht, nicht jedoch zur Beurteilung anderer Menschen. Sicher sind die Fähigkeiten in jedem Aspekt hilfreich, auch dem therapeutischen, aber der eigentlich wertvolle Aspekt liegt in der eigenen Entwicklung.

Jede Veränderung fängt bei einem selbst an. Jede Heilung ist nur aus dem eigenen Bewusstsein heraus möglich.

Ich wünsche Ihnen viel Erfolg bei der Lichtarbeit und freue mich über Rückmeldungen.

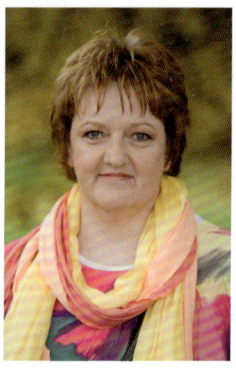

Ihre
Stefanie Menzel
www.heilenergetiker.de

Mehr von Stefanie Menzel zum Aufbau und zur Funktion der menschlichen Energiefelder:

Bücher:

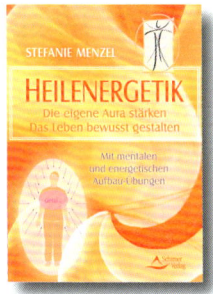

ISBN 978-3-89767-802-6
Heilenergetik, Schirner Verlag

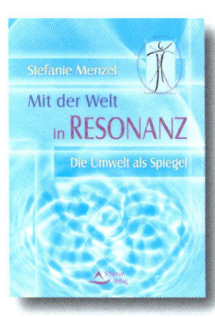

ISBN 978-3-89767-840-8
Mit der Welt in Resonanz,
Schirner Verlag

Arbeitsunterlagen:

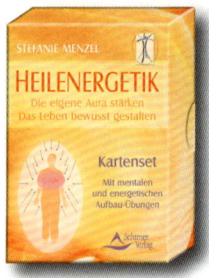

ISBN 978-3-89767-847-7
Karten der Heilenergetik, Schirner
Verlag

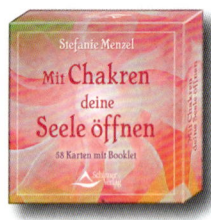

ISBN 978-3-89767-381-6
Kartenset Mit Chakren die Seele
öffnen, Schirner Verlag

Webseite:

www.heilenergetiker.de